現場で
使える

プレホスピタル
実践英会話
ポケットブック

監修・**坂本 哲也**
（帝京大学医学部救急医学講座主任教授）

著者・**藤原 ウェイン 翔**
（California State Licensed EMT）

EMS Communication
Pocketbook

へるす出版

本書は、2018年に発行された『これで伝わる！ 救急隊員実践英会話ポケットブック』の内容を刷新したものです。

監修にあたって

　2020 年東京オリンピック・パラリンピック競技大会の開幕を控え、15 年前には 520 万人であった訪日外国人が、2018（平成 30）年には 3,120 万人と約 6 倍に増加しています。英語でしかコミュニケーションがとれず、文化的背景も異なる傷病者に遭遇する機会がますます増えると考えられます。救急の現場活動ですぐに使える簡単な例文集がほしいという要望にお応えし誕生した本書は、この度の第 2 版で大幅にパワーアップしました。

　著者の藤原ウェイン翔さんは、大学で EMT（emergency medical technician）の資格を取り、ロサンゼルスで 10 年以上の経験をもつ現役の救急隊員です。日常の活動でよく遭遇する症状をピックアップし、皆さんの慣れ親しんだ SNS アプリである『LINE（ライン）』のようなレイアウトで救急隊員と傷病者や家族との会話を再現し、日本語の訳を添えました。時間があるときにページをめくるだけでも英会話のコツとポイントが知らず知らずのうちに身につくかもしれません。好評の「救急編」に加えて、消防隊員向けに多数傷病者や災害に対する「救助編」を追加しました。異文化対応として、イスラム教徒への配慮すべき点や、米国で用いられる単位などの説明も Point や TIPS で紹介しています。英会話に興味のある救急・災害医療関係者の皆さまにお試しいただければと思います。

帝京大学医学部救急医学講座　主任教授

坂本　哲也

執筆者一覧

監　修：坂本　哲也

帝京大学医学部救急医学講座　主任教授

著　者：藤原　ウェイン　翔

California State Licensed EMT

日本に生まれた後、Los Angeles, CA, USA に移住。

9.11 をきっかけに、自分も人命救助がしたいと考え、消防／救急の道に進むことを決意。

大学では消防学を専攻し、救急隊員の資格を取得。

現在は、民間救急に就職し、消防と共に救急現場の最前線で活動している。

英語と日本語を話す 10 年以上のキャリアをもつ現役の救急隊員。

編集協力：安田　康晴

広島国際大学保健医療学部　教授

佐藤　慎一

横浜市消防局

CONTENTS

Chapter 1　救急編

- ● **基本の問いかけ①** …・ 10
- ● **基本の問いかけ②** …・ 14
- ● **身体所見観察** …・ 18
- ● **処置** …・ 20
- ● **症候別の対応**

けが・転倒 …………………………………… 22

泥酔 …………………………………………… 26

風邪・咳 ……………………………………… 28

腹痛 …………………………………………… 30

嘔気・嘔吐・下痢 …………………………… 32

腰痛 …………………………………………… 36

背部痛 ………………………………………… 38

めまい ………………………………………… 40

頭部外傷（小児）…………………………… 42

けいれん（小児）…………………………… 44

動悸 …………………………………………… 46

胸痛 …………………………………………… 48

CPA …………………………………………… 52

意識障害 ……………………………………… 56

低血糖 ………………………………………… 60

頭痛・しびれ ………………………………… 62

ショック ……………………………………… 65

呼吸困難・誤飲 ……………………………… 66

アレルギー ･･････････････････････････････････････ 68

けいれん ･･････････････････････････････････････ 70

発熱 ･･ 72

熱中症 ･･ 74

妊婦 ･･ 76

外傷（スキー場）･･････････････････････････････ 78

溺水・減圧障害 ･･････････････････････････････ 80

刺傷（クラゲ）･･･････････････････････････････ 82

熱傷 ･･ 83

● 搬送 ･･･ 84

● 医療機関到着 ･･･ 86

Chapter 2　救助編

● 火災・爆発 ･･･ 90

● 水難事故・台風 ･･･ 94

● 交通事故 ･･･ 98

● 多数傷病者事故（MCI）･･･ 100

Chapter 3　症候編

● さまざまな症候 ･･･ 106

● 手術歴（Surgeries）･･･ 126

本書掲載の英文は、音声を無料で聞くことができます。詳しくは弊社ウェブサイト（https://www.herusu-shuppan.co.jp）をご覧ください

本書の利用にあたって

> 😈：救急隊員、　⛑：消防隊員、
> 😣：傷病者、　😮：家族や友人

- 現場での対応を想定した会話で表現しています。
- おさえておきたい重要な単語は、赤字で示しました。
- 覚えておきたい英語表現（フレーズ）は、**太字**で示しました。
- 応用可能な単語は、グレーの文字で示しました。
- ／で、異なるフレーズを紹介しました。
- ¦で、複数の回答例を列挙しました。
- 回答により対応が変わる場合は、矢印で会話例の順序を示しました。
- 英語の発音に近づけたカナをふりました。
- （ ）は、省略可能です。
- 【 】は、シナリオ設定の補足です。
- Chapter 1 救急編の使い方

  実際の現場活動で使いやすいように、「基本の問いかけ①」→「症候別の対応」→「搬送」→「医療機関到着」、と参照ページに沿って読み進めていけるようになっています。

  基本となる英語表現（フレーズ）は、「基本の問いかけ②」、「身体所見観察」、「処置」の項目にそれぞれまとめて記載しています。

Chapter 1

救急編

基本の問いかけ①

I'm Sato, paramedic from Herusu fire department.
へるす消防署の救急救命士の佐藤と申します。

What's going on today? ¦ What seems to be the problem?
今日はどうされましたか？

フォール ペイン
Fall ¦ Pain
転んだ　　　　　　　　　　　　　　けが・転倒　p22

ドランク
Drunk
酔っぱらった　　　　　　　　　　　　　泥酔　p26

カフ
Cough
咳をしている　　　　　　　　　　　　風邪・咳　p28

スタマケィク
Stomachache
お腹が痛む　　　　　　　　　　　　　腹痛　p30

ナジア　　ヴォミット　トゥルー
Nausea ¦ Vomit ¦ Throw up
吐いた　　　　　　　　　　嘔気・嘔吐・下痢　p32

ローワー　　　　ペイン
Lower back pain
腰が痛む　　　　　　　　　　　　　　腰痛　p36

10

Back pain
ペイン

背中が痛む　　　　　　　　　　　　　　　背部痛　p38

Dizzy
ディズィー

めまいがする　　　　　　　　　　　　　　めまい　p40

Hitting head

頭をぶつけた　　　　　　　　　　頭部外傷（小児）　p42

Seizure
スィージャー

けいれんを起こした　　けいれん（小児）p44, けいれん　p70

Palpitation
パルピィテーション

動悸がする　　　　　　　　　　　　　　　　動悸　p46

Chest pain
チェスト　ペイン

胸が痛む　　　　　　　　　　　　　　　　　胸痛　p48

Not breathing
ブリーディン

息をしていない　　　　　　　　　　　　　　CPA　p52

Not acting normal

いつもと様子が違う　　　　　　　　　　　意識障害　p56

Weakness
ウィークネス

力が入らない　　　　　　　　　　　　　　低血糖　p60

ヘディック　ナムネス
Headache ¦ Numbness
頭が痛む ¦ しびれる　　　　　　　　　　頭痛・しびれ　p62

ペーェゥ
Pale
顔色が悪い　　　　　　　　　　　　　　　ショック　p65

　　　　　　　　　ブリーディン
Difficulty breathing ¦ Shortness of
ブレス
breath
息苦しい　　　　　　　　　　　　呼吸困難・誤飲　p66

アレジー
Allergy
アレルギー症状がある　　　　　　　　　アレルギー　p68

フィーバー
Fever
熱がある　　　　　　　　　　　　　　　　　発熱　p72

ヒート　ストローク
Heat stroke
熱中症かもしれない　　　　　　　　　　　　熱中症　p74

プレグナンスィー
Pregnancy
妊娠中の体調不良　　　　　　　　　　　　　妊婦　p76

　　　ハートゥ
Got hurt ¦ Injury
けがをした　　　　　　　　　　　外傷（スキー場）　p78

ドゥラウニン
Drowning
溺れた　　　　　　　　　　　　　溺水・減圧障害　p80

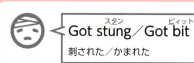

Got stung／Got bit (スタン／ビィット)

刺された／かまれた　　　　　　　　　　刺傷（クラゲ）p82、

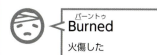

Burned (バーントゥ)

火傷した　　　　　　　　　　　　　　　　熱傷 p83、

Tips　anatomy（人体図）

- head 頭
- neck 首
- arm 腕
- back 背中
- leg 脚
- chest (チェスト) 胸部
- lower back (ロウアー) 腰
- stomach (ストマック) 胃
- groin グロイン 鼠径部
- ribs (リブス) 肋骨
- foot 足先

Tips　pain scale（痛みスケール）

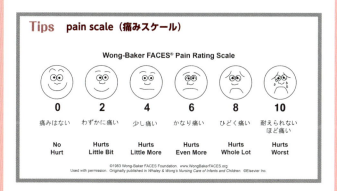

Wong-Baker FACES® Pain Rating Scale

0	2	4	6	8	10
痛みはない	わずかに痛い	少し痛い	かなり痛い	ひどく痛い	耐えられないほど痛い
No Hurt	Hurts Little Bit	Hurts Little More	Hurts Even More	Hurts Whole Lot	Hurts Worst

©1983 Wong-Baker FACES Foundation. www.WongBakerFACES.org
Used with permission. Originally published in Whaley & Wong's Nursing Care of Infants and Children. ©Elsevier Inc.

基本の問いかけ②

p10

What's your name?
お名前を教えてください。

(My name is) John.
ジョンです。

Can I call you John? 👉1
ジョンと呼んでもいいですか？

Yes.
はい。

(Do you have your) ID or passport?
身分証かパスポートはお持ちですか？

No./Yes.
いいえ。／はい。

Please write down your name and date of birth.
お名前と生年月日を書いてください。

👉Point 1

欧米人は苗字ではなく名前で呼びかけられたほうが安心感をもつが、名前で呼びかけてもいいか可否を確認する。スペルを聞きたいとき："How do you spell your name?（お名前のつづりを教えてください。）"

『現場で使える プレホスピタル実践英会話ポケットブック』 正誤表

該当ページ	誤	正
p10	Nausea¦Vomit¦Throw up (トゥルー)	Nausea¦Vomit¦Throw up (トゥロー)
p17	I have hypertention.	I have hypertension.
p20	This is just an oxygen, breathe in slowly.	This is just oxygen, breathe in slowly.
p27	Did he throw up? (トゥルー)	Did he throw up? (トゥロー)
p32	Did you throw up¦vomit? (トゥルー)	Did you throw up¦vomit? (トゥロー)
p33	Yes, my friend has been throwing up since we ate. (トゥルーィン)	Yes, my friend has been throwing up since we ate. (トゥローィン)
p35	Please let me know if you need to throw up, ok? (トゥルー)	Please let me know if you need to throw up, ok? (トゥロー)
p36	I bent over¦got up and started to having pain.	I bent over¦got up and started to have pain.
p37	Any pain when urinate?	Any pain when urinating?
p61 Point	…then we can give sugar through.	…then we can give sugar through IV.
p67	I'm going to give you an oxygen.	I'm going to give you oxygen.
p82	I got stung by jelly fish.	I got stung by a jellyfish.
p83	Did you do anything to it?	Did you do anything after you got burned?
p85	Ambulance ride is free in Japan.	Ambulance rides are free in Japan.
p85	Do you have an insurance?	Do you have any insurance?
p87 Point	…女の子に対しては sweerheart と呼びかけるとよい	…女の子に対しては sweetheart と呼びかけるとよい
p111	I have nose bleed.	I have a nose bleed.
p112	He¦She has abdominal tumor.	He¦She has an abdominal tumor.
p114	I have pain on side of my stomach.	I have pain on the side of my stomach.
p115	I have pain in genital area.	I have pain in my genital area.
p116	vaginal bleed	vaginal bleeding
p116	She is having vaginal bleed.	She is having vaginal bleeding.
p117	He¦She is having seizure.	He¦She is having a seizure.
p119	He¦She hears voice.	He¦She hears voices.
p120	I'm insomniac.	I'm an insomniac.
p121	I have severe itch on my neck.	I have a severe itch on my neck.
p121	I have rashes on my arms and chest¦all over my body. (ラッシェッズ)	I have a rash on my arms and chest¦all over my body. (ラッシュ)
p122	foreign materials	foreign body
p122	Fish bone is stuck in my mouth.	A fish bone is stuck in my mouth.
p123	I have abrasion on my arm.	I have an abrasion on my arm.
p124	He¦She touched outlet socket.	He¦She touched an outlet¦a socket.
p124	I have frostbites on my fingers¦toes. (フロストゥバイツ)	I have frostbite on my fingers¦toes. (フロストゥバイトゥ)
p124	He¦She fell in water¦pool and he¦she drowned.	He¦She fell in the water¦pool and he¦she drowned.
p125	My body is really hot.	My body feels hot.
p125	Chemical got on my hand.	A chemical got on my hand.
p125	I spilled chemical on me.	I spilled a chemical on myself.

Where are you from, John?
ジョンさん、どこから来ましたか？

Germany.
ドイツです。

(Are you) visiting or (do you) live here?
旅行で来ていますか、日本に住んでいますか？

I'm visiting. ／I live here.
旅行です。／住んでいます。

Do you speak English?
英語を話せますか？

Yes.／No.
はい。／いいえ。

Can anyone with you speak English?
どなたか英語を話せますか？

Yes.／No.
はい。／いいえ。

Can you tell me what day ¦ date it is?
今日は何曜日 ¦ 何月何日ですか？

It's Wednesday ¦ It's July 7th.
水曜日です。｜ ７月７日です。

Where are you right now?
今、どこにいるかわかりますか？

I'm at the train station ¦ shopping mall ¦ hotel ¦ park ¦ bar ¦ restaurant ¦ theme park.
駅 ¦ ショッピングセンター ¦ ホテル ¦ 公園 ¦ 居酒屋 ¦ レストラン ¦ 遊園地です。

Who are we?
私たちが誰かわかりますか？

Paramedics.
救急救命士です。

When did it start?
いつから症状がありますか？

This morning. 〈p34 時間の表現参照〉
朝起きたときからです。

Has this happened to you before?
以前にもこのような症状はありましたか？

No.／Yes.
いいえ。／はい。

Point 2
国によって日付の書き方が異なるため覚えておくこと。日本：2020年7月24日、米国：July 24th, 2020、英国：24th July 2020

Any medical problems?
これまでにかかった病気はありますか？

I have hypertention.〈p106 さまざまな症候参照〉
ハイパァテンション
高血圧です。

Are you taking any medications?
何か薬を飲んでいますか？

Yes.／No.
はい。／いいえ。

Do you have your medication list?
お薬手帳はお持ちですか？

No.／Yes.
いいえ。／はい。

Any allergies to food or drugs?
アレジーズ
食べ物や薬によるアレルギーはありますか？

Yes.〈p68 主なアレルギー参照〉／No.
はい。／いいえ。

Any surgeries in the past?
サージェリーズ
手術歴はありますか？

No.／Yes.〈p126 手術歴参照〉
いいえ。／はい。   p18

身体所見観察

/p17

I'm going to assess your body.
身体を診させてください。

Ok.
わかりました。

I'm going to check your blood pressure.
血圧を測ります。

I'm going to check your pulse.
脈拍を確認します。

I'm going to check your oxygen level.
血中酸素飽和度を測ります。

I'm going to check your respirations.
呼吸をみます。

I'm going to listen to your lung sounds.
聴診します。

I'm going to check your pupils.
瞳孔をみます。

I'm going to do an ECG 🔖 (a picture of your heart). Can you stay still for 10 seconds?

心電図をとります。10秒間動かないでください。

I'm going to check your temperature.

体温を計ります。

I'm going to check your blood sugar.

血糖値を測ります。

Can you squeeze my fingers? Can you feel me touching your hands?

両手を握ってください。触れているのがわかりますか？

You will feel a little pain.

痛み刺激をします。　　　　　　　　　　　　p20

🔖 Point

心電図＝electrocardiograph；ECG もしくは electrocardiogram；EKG、12 誘導心電図＝12 lead ECG ¦ EKG

処置

I'm going to perform all the necessary treatment.
必要な処置を行います。

This is just an oxygen, breathe in slowly.
酸素です。ゆっくり吸ってください。

I'm going to insert an airway device.
エアウエイを挿入します。

I'm going to intubate.
気管挿管します。

I'm going to shock him¦her, please stay back.
電気ショックを行います。離れてください。

I'm going to start an IV.
静脈路を確保します(輸液)。

I'm going to administer¦give glucose¦sugar.
ブドウ糖を投与します。

I'm going to administer¦give epinephrine.
アドミニスター　　　　　エピネフリン

アドレナリン（薬剤）を投与します。

I'm going to touch your neck¦back¦stomach.
　　　　　　　　　　　　　　　　　スタマック

首¦背中¦お腹を触ります。

I'm going to put a neck collar on.

ネックカラーをつけます。　　　　　　　　　　p84

Tips　多言語・多文化対応

訪日外国人旅行者および在留外国人の増加によって、多言語・多文化対応が重要となってくる。宗教等の理由により特別に配慮が必要であるか傷病者や家族・友人に確認する。とくにイスラム法では、合法的なものをハラール、非合法的なものをハラームと呼び、豚肉やアルコールの摂取・接触が禁忌とされている。医療品は基本的には除外されているが、必ず使用前に説明するなどの配慮が必要である。イスラム教：Islam。イスラム教徒：Muslim（ムスリム）。

イスラム教徒は、ラマダン（Ramadan）と呼ばれるイスラム暦の9月の約1カ月間「斎戒（祭事に心身を清めること）」するため、日の出から日没まで水を含め断食する。病人、妊婦、授乳中の女性、乳児、旅行者は免除の対象となるが、脱水症状等でラマダン中の日中に補液が必要となった場合などは医学的な必要性を説明し同意を得ることが大切である。

イスラム教では、家族以外の異性に肌を見せることや身体接触は避けられているため、可能な限り同性の隊員が対応する。異性での対応となる場合は、声掛けを入念に行い、身体に接触する時間や肌を露出させる時間を短くするように努めることが望ましい。頭部の傷の確認などで女性が身に着けているヒジャブを外さなければならない場合は、必ず事前に説明する

症候別の対応

けが・転倒

/p10

Don't move / Stay still.
ステー スティル
動かないでください。

OK.
はい。

What's your name?
あなたのお名前は？

(I'm) Alice.
アリスです。

How old are you?
何歳ですか？

(I'm) 65 (years old).
65歳です。

Point
けがをした傷病者に対する声掛けで覚えておきたいフレーズ："Did you trip and fall?（転びましたか？）" "Did you slip and fall?（滑りましたか？）"

What's today's date?
今日は何月何日ですか？

December 1st? 【totally worng date】／June 30th.
12月1日？【まったく異なる日】／6月30日です。

Do you remember what happened?／Do you remember how you got hurt?
何が起こったか／どのようにけがをしたか覚えていますか？

Yes, I didn't see the steps.¦I lost balance and fell from the ladder.／No. I don't remember.
はい、段差に気がつきませんでした。¦バランスを崩して梯子から落ちました。／覚えていません。

What's hurting you?
どこが痛みますか？

My ankie¦head¦neck¦back¦left leg¦right arm hurts.
足首¦頭¦首¦背中¦左足¦右腕が痛みます。

Let me know if anything hurts.
これから身体を触ります。痛かったら言ってください。

Ouch! That hurts!
そこが痛いです！

Can you feel me touching your foot?
足に触れているのがわかりますか？

Yes./No.
はい。／いいえ。

Can you stand up?
立てますか？

It hurts but I can./No.
痛みますが立てます。／いいえ。

I'm going to splint your ankle.
足首を固定します。

Can we cut your clothes?
服を切ってもいいですか？

Yes./No.
はい。／いいえ。

Can you wiggle your toes?
足先を動かせますか？

Can you squeeze my hands?
手を握れますか？

Any medical problems?
これまでにかかった病気はありますか？

I have a **heart disease**. 〈p106 さまざまな症候参照〉
心臓病です。

Any **allergies** to food or drugs?
アレジーズ
食べ物や薬によるアレルギーはありますか？

Yes.〈p68 主なアレルギー参照〉／No.
はい。／いいえ。

When was the last time you ate?
エイトゥ
最後に食べたのはいつですか？

This morning ¦ afternoon.／Last night.〈p34 時間の表現参照〉
今朝 ¦ 今日のお昼／昨日の夜です。

Did you pass out?
意識をなくしましたか？

No.／Yes, **I passed out**.
いいえ。／はい。

Take a deep breath.
ブレス
息を大きく吸ってみてください。　　　　p84

症候別の対応
泥酔

/p10

Hey Stan, are you ok?
スタンさん、大丈夫ですか？

Yes……I'm fine……．／……
大丈夫です……。／……

Stan, **can you get up and walk?**
スタンさん、立ち上がって歩けますか？

Yes……yes……．／……
あー……はい……。／……

Are you with him?
お知り合いの方ですか？

Yes, he is my friend.／No.
友達です。／いいえ。

Did he drink a lot today?
今日はかなり飲みましたか？

Point
"I'm drunk.(ドランク 酔っぱらった。)" "I'm tipsy.(ティプシー 少し酔っぱらった。)" "I'm sober.(ソバー 酔っていません。)"

10 shots. ¦ Not much. ／ Probably.
10杯です。¦それほどでも。／おそらく。

Did he take anything besides alcohol?
アルコール以外に何か摂取しましたか？

No. ／ Yes.
いいえ。／はい。

Did he throw up?
（トゥルー）
嘔吐しましたか？

Yes, at least 3 times. ／ No.
最低3回はしています。／いいえ。

Did he fall?
転びましたか？

He fell a few times. ／ No.
数回転びました。／いいえ。

Anybody here with Stan?
スタンさんの友人の方はいらっしゃいますか？

Where are your friends?
友達はどこにいますか？

I don't know. ／ At the bar.
わかりません。／そこのバーです。　　p84

症候別の対応
風邪・咳

∠p10

 What's going on, Mary?
メアリーさん、どうされましたか？

 I can't stop coughing.
咳が止まりません。

 How long have you been coughing?
どのくらいの期間、咳が続いていますか？

 For 2 days. 〈p34 時間の表現参照〉
2日間です。

 Do you have a history of asthma?
喘息にかかったことはありますか？

 Yes.／No.
はい。／いいえ。

 Do you carry an inhaler?
吸入器を携帯していますか？

 Yes.／No.
はい。／いいえ。

Any fever?
フィーバー

熱はありますか？

Yes, it was 100.5°F¦38°C ☞ this morning.
ファーレンヘイト セルシウス

はい、今朝は 38℃でした。

Anything else bothering you?
バーダリン

ほかに何か症状はありますか？

I also have a headache and body aches.／No.
ヘディック　バディー　エイク

頭と体の節々が痛みます。／いいえ。

Any naseua or vomiting?
ナジア　ヴォミティン

吐き気や嘔吐はありますか？

No.／Yes.

ありません。／あります。

Would you like to go to the hospital with us?

病院に行かれますか？

Yes, please.

はい、お願いします。　p84

🔎 Point

温度の単位：米国では華氏が用いられている。32°F＝1℃、99.5°F＝37.5℃、100.4°F＝38℃、102°F＝39℃

症候別の対応
腹痛

/p10

Do you have any idea why this happpened?
腹痛の原因に、何か心当たりはありますか。

I ate expired food. ／No.
賞味期限が切れたものを食べました。／いいえ。

Anything makes it better or worse?
どうすると痛みがやわらぐ、もしくは強くなりますか？

Sitting down makes it better. ／Standing up makes it worse. ／No.
座っていると楽です。／立っているとつらいです。／変わりません。

What kind of pain (do you have)?
どのような痛みですか。

Stabbing pain. 〈p62 痛みの表現参照〉
キリキリする痛みです。

How bad is it on a scale of 0 - 10? 〈p51 補足説明参照〉
痛みを10段階で表現すると、どのくらいですか？

5 (out of 10). 〈p13 痛みスケール参照〉
（10のうち）5です。

Can you point where it hurts?

痛みの場所はどのあたりですか。触ってみてください。

Does your pain move anywhere?

痛みは移動しますか？

It goes to my back. / No.

背中のほうにいきます。／いいえ。

I'm going to touch your stomach. Is it ok, ma'am? 〈p87 敬称の表現参照〉

これからお腹を触っていきます。よろしいですか？

Ok.

はい。

Does it hurt when I push it or let go?

押したときと離したとき、どちらが痛みが強いですか？

When you push / let go.

押す／離すときです。

Any other symptoms?

何かほかに症状はありますか？

I have been constipated. / No.

便秘気味です。／ありません。　　p84

症候別の対応
嘔気・嘔吐・下痢　　　p.10

When did it start?
いつごろから吐き気がしますか？

(It started) about 30 minutes ago.〈p34 時間の表現参照〉
30 分ぐらい前からです。

Did you throw up¦vomit? (トゥルー／ヴォミット)
嘔吐しましたか？

No, I didn't but I feel like it's coming.／Yes.
していませんが、吐きそうです。／はい。

When is the last time you ate? (エイトゥ)
最後に食べたのはいつですか？

About an hour ago.〈p34 時間の表現参照〉
1 時間ほど前です。

Tips

女性の傷病者に妊娠の可能性を聞く場合のフレーズ："Any chance of pregnancy? (プレグナンスィー)（妊娠している可能性はありますか？)"、最終月経を確認するときのフレーズ："When was your last menstrual cycle¦period?（メンストロー／ピリオド）（最終月経はいつですか？)"

Ok, what did you eat?
何を食べましたか？

I ate raw fish for the first time.／I ate pizza.
刺身を初めて食べました。／ピザを食べました。

Are you having diarrhea?
下痢をしていますか？

Yes, I'm having diarrhea ever since I ate.／No.
食後からずっと下痢をしています。／していません。

Was the fish fresh?
刺身は新鮮でしたか？

I'm not sure but it smelled really bad.
わかりませんが、とても臭かったです。

Anybody around you sick as well?
お連れの方も具合が悪いですか？

Yes, my friend has been throwing up since we ate.
はい、友達は食後からずっと吐いています。

Ok, you might have food poisoning, let's get you to the hospital.
食中毒の可能性があるので病院に行きましょう。

Ok.
わかりました。

Did you eat more than usual?
ふだんよりたくさん食べられましたか？

No.／Yes.
いいえ。／はい。

We will take you to the hospital.
病院に行きましょう

Ok.
わかりました。

> **Tips**
>
> 時間の表現：突然＝suddenly ¦ all of a sudden、秒＝seconds、分＝minutes、時間＝hours、日間＝days、カ月間＝months、年間＝years、〜歳のとき＝when I was 〜、少しの間＝a little while、ほんの少しの間＝a moment、午前＝morning、午後＝afternoon、夕方＝evening、夜＝night

Please let me know if you need to throw up, ok?
吐きそうになったら言ってくださいね。

Ok.
わかりました。　　　　　　　　　　　　　　　p84

Tips

覚えておくと便利なフレーズ：

"Can you understand me?"（理解できますか？）

"Are you with me?（わかりますか？）"

"Sorry, can you say that again?／Pardon?（もう一度言っていただけますか？）"

"Can you stay still?（動かないでください。）"

"Please stay calm.（落ち着いてください。）"

"Take a deep breath.（深呼吸してください。）"

"I'm here to help you.（救急隊です。安心してください。）"

"I'm going to take care of you.（今助けます。）"

"Don't worry.（ご心配なく。）"

"Police¦Fire engine is on the way.（警察¦消防が向かっています。）"

"It will be a bumpy ride but don't worry.（搬送中少し揺れますが、ご心配なく。）"

Tips

カウントに関するフレーズ：first time＝1回目、second time＝2回目、third time＝3回目、4以上の数字＋times＝4～回目、a couple times ¦ a few times ¦ several times＝何回か、once＝1度目、twice＝2度目、3以上の数字＋times＝3～度目

症候別の対応
腰痛

/p10

How did it start?
痛みはどのようなときに出現しましたか？

I bent over／got up and started to having pain.
腰を曲げたとき／起き上がったときに痛くなりました。

Has this happened before?
今までこのような痛みはありましたか？

Yes, it happened once before.〈p35 カウントの表現参照〉／No.
はい、一度だけあります。／いいえ。

Is it ok if I knock on your back?
腰のあたりを叩きますが、よろしいですか？

Yes.／No.
はい。／いいえ。

Does it hurt?
響きますか？

Yes.／No.
はい。／いいえ。

Any numbness in your feet?
ナムネス

足のしびれはありますか？

In my right ¦ left foot. ／ both feet. ／ No.
フットゥ　　　　　　フィートゥ

右足 ¦ 左足にあります。／両足にあります。／ありません。

Are you urinating normally?
ユリネイティン

尿は出ていますか？

Yes. ／ No.

はい。／いいえ。

What color is your urine?
ユリィン

尿の色はどうですか？

Normal. ／ Yellow. ／ Orange. ／ Red.

いつもどおりです。／黄色です。／オレンジ色です。／赤色です。

Any pain when urinate?
ペイン　　　　　　ユリネイト

排尿時の痛みはありますか

Yes. ／ No.

はい。／いいえ。　　　　　　　　　　　　　　　p84

症候別の対応
背部痛

p11

Did your pain start suddenly?
痛みは突然出現しましたか？

Yes.／No, it started **a few days ago**.〈p34 時間の表現参照〉
はい。／数日前からです。

Do you have any heart problems?
動脈瘤 があると指摘されたことはありますか？

Yes.／No.
はい。／いいえ。

Do you have high blood pressure?
高血圧の診断は受けていますか？

Yes.／No.
はい。／いいえ。

What kind of pain do you have?
どんな痛みですか。

Crushing pain.〈p62 痛みの表現参照〉
押しつぶされるような痛みです。

Does your pain move anywhere?
痛みは移動していますか？

It goes to my chest¦lower back.／No.
胸¦腰のほうにいきます。／いいえ。

Where does it hurt?
どのあたりが痛みますか？

Right¦Left side.／Middle.
右側¦左側です。／真ん中です。　　　p84

 Point
動脈瘤＝aneurysm であるが、米国では患者や家族に対して医療用語は用いずに平易な言葉でコミュニケーションを図ることが望ましいとされているため"heart problem"と聞くとよい

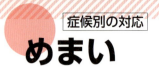

症候別の対応
めまい

／p11

When did you start feeling dizzy?
いつごろからめまいがしていますか？

About 20 minutes ago. 〈p34 時間の表現参照〉
20 分ほど前からです。

What were you doing when it started?
めまいがしはじめたとき、何をされていましたか？

I was in the hot spring¦Onsen.
温泉に入っていました。

How long were you in there?
どのくらい入っていましたか？

About 30–40 minutes. 〈p34 時間の表現参照〉
30〜40 分です。

Do you feel nauseous or did you throw up?
吐き気や嘔吐はありますか？

Yes.／No.
はい。／いいえ。

40

Any ringing in your ears?
耳鳴りしますか？

No.／Yes.
いいえ。／はい。

Any numbness in your hands or feet?
手足のしびれはありますか？

No. I just **feel dizzy** when I move my head.／Yes.
頭を動かそうとするとめまいがするだけです。／はい。

Anything like this happened before?
これまでに、このようなことはありましたか？

Yes, I was **diagnosed** with **vertigo** before.／No.
はい、めまい症と診断されたことがあります。／いいえ。

Do you take medication for it?
治療のための薬は服用されていますか？

I haven't in a long time.／Yes.
しばらく服用していません。／はい。　　p84

Point

めまいの種類：dizziness（めまい）¦vertigo（回転性めまい）¦positional vertigo（体位性めまい）¦central vertigo（中枢性めまい）¦benign positional vertigo（体位変換性めまい）¦peripheral vertigo（末梢性めまい）

症候別の対応
頭部外傷（小児） p11

Where did he hit his head?
どこで頭を打ちましたか？

He hit it on the table.
そこのテーブルでぶつけました。

Did he pass out?
意識を失いましたか？

Yes, he was out for 2 minutes.〈p34時間の表現参照〉／No.
はい、2分ほど意識がありませんでした。／いいえ。

Does he talk?
言葉を話しますか？

Yes, he does.／No, he doesn't.
はい。／いいえ。

Was he speaking to you normally when he woke up?
意識が戻ったとき、おかしな言動などはありましたか？

No, he had no idea where he was.／Yes.
はい、ここがどこかわかっていませんでした。／いいえ。

Is he acting normal to you now?
今はどうですか？

He seems to be slower than usual.／He looks fine.
いつもより反応が鈍いです。／大丈夫そうです。

Was he acting normal when he woke up?
意識が戻ったときいつもどおりでしたか？

Yes, he just started crying.／No, he couldn't move for a while.
はい、すぐに泣き始めました。／いいえ、しばらく動きませんでした。

Is he acting normal to you?
今はどうですか？

Yes.／No, he is not responding to me.
いつもどおりです。／呼びかけても返事をしません。

Did he vomit when he hit his head?
頭を打ったとき嘔吐しましたか？

No.／Yes.
いいえ。／はい。

p84

症候別の対応
けいれん（小児）

p11

What kind of seizure was it?
どのようなけいれんでしたか？

It was a febrile seizure.
熱性けいれんでした。

How long did it last?
どのくらい継続しましたか？

About 5 minutes. 〈p34 時間の表現参照〉
5分程度です。

Has this happened before?
今までにけいれんを起こしたことがありますか？

Yes.／No.
はい。／いいえ。

What was the color of his lips?
唇の色はどうでしたか？

It was blue.／Normal.
青かったです。／ふつうでした。

Is it ok, if we check his pupils?
ピューポー
瞳孔を確認してもいいですか？

Ok.
わかりました。

How long did he have a fever?
フィーバー
熱はいつからありましたか？

For a few days. 〈p34 時間の表現参照〉
数日間です。

How much does he weigh?
ウェイ
体重は何キロですか？

He weighs 30 pounds¦14 kg.
ウェイズ　　　　パウンドゥ　　キロゥ
14 kg です。

Any other symptoms?
その他に何か症状はありますか？

No.／Yes, he has a headache.
ヘディック
いいえ。／頭痛です。　　　　　　　　p84

Point

単位の解説：米国ではヤード・ポンド法が公式単位として用いられている。
1 ounce≒28.349 g、1 pound≒453.6 g、1 mile≒1,609.344 m≒1.6 km、1 yard=0.9144 m≒91 cm、1 foot*≒30.48 cm≒30 cm、1 inch=2.54 cm≒2.5 cm　*複数形：feet

症候別の対応
動悸

/p11

 What's going on?
どうされましたか？

 I feel like my heart is racing.／I got palpitations.
レイスィン　　　　　　　　　　　　　　　　　パルピテーションズゥ
動悸がします。

 When did it start?
いつごろからですか？

 About 10 minutes ago. 〈p34 時間の表現参照〉
10分程前からです。

 What were you doing when it started?
動悸が始まったときは何をされていましたか？

 I was laying down.
レイン　ダウン
横になっていました。

 Do you have chest pain?
チェスト　ペイン
胸の痛みはありますか？

 No.／Yes.
ありません。／あります。

46

Do you feel nauseous or did you vomit?
吐き気や嘔吐はありますか？

Yes, I feel like throwing up.／No.
吐き気がします。／いいえ。

(Do you have) any heart problems?
心臓の持病はありますか？

No.／Yes.〈p106 さまざまな症候参照〉
いいえ。／はい。

Anything unusual today?
今日は何か変わったことがありましたか？

I didn't get to sleep much last night.／No, not really.
昨日はよく眠れませんでした。／とくにありません。

We will do an ECG, ok?
今から心電図をとりますが、よろしいですか？

Ok.
はい。

Your heart is beating little too fast. I'm sending this ECG to the hospital.
心拍数が多いですね。この心電図を病院へ伝送します。　p84

症候別の対応
胸痛

/p11

What's hurting you?
どのあたりが痛みますか？

My chest.
胸です。

Can you point with one finger 1?
指で示せますか？
Does it hurt when you breathe 1?
呼吸したときに痛みますか？

Yes. ／ No.
はい。／いいえ。

What were you doing when it started?
何をされていましたか？

I jogged around my hotel. ／ I was having lunch with my family.
ホテルの近くを走っていました。／家族と昼食をとっていました。

Point 1
循環器系の症状と思い込んで胸痛を主張してくることが欧米ではよくあるため、"Point with one finger" "Does it hurt when you breathe?" などの質問で筋肉痛かどうかを確認することが重要

Anything makes your pain better or worse?

痛みがやわらぐ、もしくは強くなることはありますか？

Yes, crouching down to the floor is beter./No.

床にしゃがみこむと楽になります。／ありません。

What kind of pain?

どのような痛みですか？

Dull pain.〈p62 痛みの表現参照〉

鈍い痛みです。

Does your pain move anywhere?

痛む場所は変わりますか？

Yes, it goes to my back./No.

はい。背中も痛くなります。／いいえ。

How bad is your pain on a scale of 0-10?

〈p13 痛みスケール参照〉 🎧2

痛みを10段階で表現すると、どのくらいですか？

7 (out of 10).

（10のうち）7です。

When did your pain start?
痛み始めたのはいつごろですか？

About 1 hour ago. 〈p34 時間の表現参照〉
1時間くらい前です。

How long did the pain last?
痛みはどのくらいつづきましたか？

About 30 minutes. 〈p34 時間の表現参照〉
30分間です。

Has this happened before?
これまでにもこのような痛みはありましたか？

Yes, about 6 months ago. 〈p34 時間の表現参照〉／No.
はい、6カ月ほど前です。／いいえ。

(Do you) feel nauseous?
吐き気はありますか？

Yes.／No.
はい。／いいえ。

Ok Tiffany, **I'm going to do an ECG**.
ティファニーさんこれから詳しい心電図をとります。

OK.
はい

Can you stay still for 10 seconds.
ステー
10秒間動かないでください。

Ok, That's it.
終わりました。

Point2
痛みの程度に関して補足説明するときのフレーズ: "0 being no pain and 10 being the worst pain imaginable. (0は痛みなし、10は想像し得るなかで一番痛む。)"

Tips
米国では、胸痛を訴える際に "I feel like an elephant is sitting on my chest. (象が胸の上で座っているようです。)" という表現を使うことが多いため、覚えておくとよい

症候別の対応
CPA

p11

My dad is not breathing!
父が呼吸をしていません！

Ok, what's his name?
お父さんのお名前は？

Steve!
スティーブです！

Hey Steve, **can you hear me?**
スティーブさん、聞こえますか？

……
……

Did you start CPR?
CPRをしましたか？

No! I don't know how!／Yes.
やり方がわからないのでしていません！／はい。

Stay calm（ステー カム）🗨1, ok? **His heart is not moving. We will help him.**
落ち着いてください。心肺停止のため、これから救命処置をします。

How long ago did you start?
いつから行っていますか？

About 5 minutes ago.〈p34 時間の表現参照〉
5分くらい前です。

How old (is he)?
お父さんはおいくつですか？

(He is) 70 (years old).
70（歳）です。

(Does he have) any medical problems?
これまでにかかった病気はありますか？

Yes, he has high blood pressure（ブラッ） and diabetes（ダイアビティーズ）.〈p106 さまざまな症候参照〉／He doesn't have any.
高血圧と糖尿病です。／ありません。

🗨 Point 1

関係者はパニックになっていることが予想される。"Stay calm"や"Please calm down"、可能であれば"Please come over here（こちらに来てください。）"などの声かけで傷病者から少し距離を取ってもらうことをしてみよう

How long ago did he pass out?
何分前に倒れましたか？

About 10 minutes before you got here.
救急隊が到着した 10 分ぐらい前です。

Did you see him pass out?
倒れたのを目撃しましたか？

Yes. / No.
はい。／いいえ。

How did he pass out?
どのように倒れましたか？

He fell down when he stood up.
立ち上がったときに倒れました。

Does he have a DNR form 🔖2?
DNR 指示書などの書面をお持ちですか？

Yes. / No.
はい。／いいえ。　　　　　　　　　　p84

🔖Point 2
宗教上の理由から救急活動を拒否する可能性があるので、"Would you like us to help him／her?（救命処置をしてもよろしいですか？）" などの質問で意思を確認することが重要

Tips

Do you know how to do CPR？（心肺蘇生法を知っていますか？）
"If the victim is not breathing normally, coughing or moving, begin chest compressions. I will guide you through it. If AED is available near you, can you tell someone to go get it? Place your hands on center of the chest and push down hard and fast for 30 times. Continue for about 100 to 120 times a minute.（呼吸または咳をしていなかったり、動いていなかったらすぐに胸骨圧迫を始めてください。何をすればいいか指示します。近くに AED があれば、取りに行くように誰かに指示を出せますか？　片手を胸の真ん中に、もう片方の手をその手に重ねて、1 分間に 100〜120 回のペースで 30 回強く速く圧迫してください。)"

症候別の対応
意識障害

/p11

How long was he out?
どのくらい意識を失っていましたか？

About 1 minute. He fainted and I helped him to the ground. ⟨p34 時間の表現参照⟩
1分程度です。意識がなくなったので地面に寝かせました。

Did he hit his head?
頭は打ちましたか？

No.／Yes.
いいえ。／はい。

Anything abnormal?
いつもと何か違いますか？

He seems weaker than usual.／He looks pale.／No.
いつもより元気がないようです。／顔色が悪そうです。／変わりありません。

Did he have a seizure?
けいれんはありましたか？

Yes.／No.
はい。／いいえ。

What kind of seizure was it?
どのようなけいれんでしたか？

He was shaking.
震えていました。

Any history of diabetes or stroke?
糖尿病または脳卒中がありますか？

He is diabetic.／He had stroke in 2010.／No.
糖尿病です。／2010年に脳梗塞を起こしました。／ありません。

Any mental illness?
精神疾患はありますか？

Yes, he is bipolar．/ he has schizophrenia．/ depression.／No.
双極性障害／統合失調症／うつ病です。／ありません。

I'm going to try to wake him up.
痛み刺激をします。

What's your name?
あなたのお名前は？

 Tom.
トムです。

 Hi Tom, **what's going on today?**
トムさん今日はどうされましたか？

 I don't know but my friend said I passed (パストゥ) out (アウト).
よくわからないのですが、私が急に倒れたと友人が言っています。

 Ok, how old are you, Tom?
トムさん年齢はおいくつですか？

 (I'm) 40.
40歳です。

 What's today's date?
今日は何月何日ですか？

 September 11th.
9月11日です。

 Who are we?
私たちが誰かわかりますか？

Paramedics.
救急救命士です。

Do you remember what happened?
倒れたときのことを覚えていますか？

No, I was walking and I woke up on the ground.
いいえ、歩いていたのですが気がついたら地面に寝ていました。

Anything hurting you?
痛むところはありますか？

No./Yes.
いいえ。／はい。

I'm going to touch your chest¦shoulder.
胸¦肩を触ります。

Ok.
わかりました。

Any medical problems, Tom?
トムさん既往症はありますか？

No./Yes. 〈p106 さまざまな症候参照〉
いいえ。／はい。　　　　　　　　　　p84

症候別の対応
低血糖

p11

What's your name?
お名前は？

Nora.
ノラです。

How old (are you)?
年齢は？

17.
17歳です。

What's today's date?
今日は何月何日ですか？

April 1st./March 3rd.【totally wrong date】/I don't know.
4月1日です。/3月3日です。【まったく異なる日】/わかりません。

Who are we?
私たちが誰かわかりますか？

Paramedics./I don't know.
救急救命士です。/わかりません。

You will feel a small poke.
痛み刺激をします。

Is it ok if we check her blood sugar, sir?
血糖値を測りますが、よろしいですか？

Yes.／No.
はい。／いいえ。

Her blood sugar is low. We will give her sugar through an IV 🗨.
ノラさんは血糖値が低い状況です。これから点滴をして、ブドウ糖を投与します。

Ok.／No(, don't do that).
はい。／やめてください。

Do you have a history of diabetes?
糖尿病にかかったことはありますか？

Yes.／No.
はい。／いいえ。　　　　　　　　　　　　　　　p84

🗨 Point

日本の救急救命士は15歳以上で血糖値が50 mg/dL未満でブドウ糖溶液を投与することができることの説明："If the blood sugar level is below 50, then we can give sugar through."

症候別の対応
頭痛・しびれ

Which part of your head is hurting?
頭のどのあたりが痛みますか？

Across the head. ／Back ¦ Front of my head.
頭全体／後頭部 ¦ 前頭部です。

What were you doing when this happened?
何をしているときにそのような症状がありましたか？

I was talking to my friend.
友達と話していました。

What kind of pain?
どのような痛みですか？

Pounding ¦ Sharp pain. 🕮1
ズキズキ痛みます。

🕮 Point 1
痛みの表現：aching（ガンガン）、crushing（押しつぶされるような）、dull（鈍い）、sharp（鋭い）、stabbing（キリキリする）、tearing（引き裂かれるような）、throbbing（ズキズキする）

> Does it feel like someone hit you with a bat(バット)?
>
> 後頭部をバットで殴られたような痛みでしたか？

> Yes. ／ No.
>
> はい。／いいえ。

> Do you feel nauseous(ナシャス)?
>
> 吐き気はありますか？

> Yes. ／ No.
>
> はい。／いいえ。

> Did you vomit(ヴォミット)?
>
> 嘔吐しましたか？

> No. ／ Yes.
>
> いいえ。／はい。

> Can you smile for me? ☞2 ¦ Show me your teeth(ティースッ) ☞2.
>
> 「ニー」と言ってみてください。

> Can you close your eyes and stretch out your arms with palms up(パームス アップ)?
>
> 目を閉じて、両手を前に伸ばし手のひらを上に向けてください。

Any numbness in your hands or feet?
手足のしびれはありますか？

No.／Yes.
いいえ。／はい。

What's your normal blood pressure?
ふだんの血圧はどのくらいですか？

120　over 80. 📖3
120 の 80 です。

When was she last normal?
最後に元気な姿を見たのはいつごろでしたか？

About 2 hours ago.〈p34 時間の表現参照〉
2 時間前です。
p84

📖**Point2**
"Show me your teeth" などの質問でしっかり顔の確認をすることが重要

📖**Point3**
100 以上の数値の言い方は、例えば 120 であれば、「ワンハンドレッド　アン　トゥエンティ」もしくは「ワン　トゥエンティ」であるため覚えておくこと。また、エイティ（80）であるか、エイティーン（18）であるか、よく聞き取れなかった場合は、"8-0（エイト　ゼロ）or 1-8（ワン　エイト）?" と尋ねるとよい

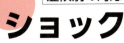

症候別の対応
ショック

p12

He looked pale and I couldn't feel his pulse.
ペーェゥ　ポース
顔色が悪く、脈がありません。

Your son is lacking blood.
ブラッ
息子さんは体の中の血が足りない状況です。

Is it ok to start an IV on him?
アイヴィ
これから静脈路を確保（輸液）したいと思いますが、よろしいですか。

OK.／Please don't do that.
お願いします。／しないでください。

We will insert an airway device.
エアウエイを挿入します。

We will check his heart rhythm.
心電図を装着します。

We will lay him on his back.／We will lift his legs.／We will put this pants on him.
仰向けにします。／下肢を上げます。／（ショック）パンツを装着します。

p84

65

症候別の対応
呼吸困難・誤飲

/p12

What was he doing before this happened?
このような状態になる前は何をしていましたか？

He was talking ¦ walking ¦ running ／ eating.
話して ¦ 歩いて ¦ 走っていました。／食べていました。

What was he eating?
何を食べていましたか？

He was eating rice cakes ¦ mochi.
餅を食べていました。

What happened after he ate?
食べたあと、どうなりましたか？

He **started choking**.
喉を詰まらせて、息ができなくなりました。

Can you cough?
咳をしてください。

Cough cough. ／……．
ゴホゴホ。／……。

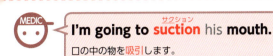

I'm going to suction his mouth.
口の中の物を吸引します。

Ok.
はい。

I'm going to perform a back blow.
背中を叩きます。

I'm going to perform an abdominal thrust.
胸を突き上げます。

Any medical problems?
これまでにかかった病気はありますか？

No. ／ COPD.
いいえ。／はい、慢性閉塞性肺疾患です。

I'm going to give you an oxygen.
酸素を投与します。

Please breathe in slowly.
ゆっくり吸ってください。　　　　p84

67

症候別の対応
アレルギー

/p12

Are you allergic to anything?
アレジック
アレルギーがありますか?

Yes, I'm **allergic to** eggs 🔊1.
アレジック
はい、卵アレルギーです。

Are you having difficulty breathing?
ディフィコーティー　ブリーディン
呼吸は苦しくないですか?

No, I'm ok now but I did in the past./
Yes, It's hard to breathe.
ブリードゥ
今は大丈夫ですが、過去に呼吸困難になったことがあります。/
はい、息が苦しく話しづらいです。

📣Point 1
主なアレルギー:【食物】gluten（小麦）、peanuts（落花生）、eggs（卵）、milk（乳製品）、shell fish（甲殻類）、fish（魚介類）、soybeans（大豆）、sesame（ゴマ）、nuts（ナッツ類）、fruits（フルーツ）、beef（牛肉）、chicken（鶏肉）、pork（豚肉）、buckwheat（そば）【動物】cats（ネコ）、dogs（イヌ）、bees（ハチ）【屋内・屋外】metal（金属）、latex（天然ゴム）、chemicals（化学物質）、dust（ほこり）、pollen（花粉）、tick（ダニ）、mold（カビ）

📣Point 2
短い質問で質疑応答が完結になるように心がけること。学校で習う英会話とは少し異なり違和感があるかもしれないが、完結な質問は完結な答えにつながる

Any other symptoms? 👉2

他に何か症状がありますか？

I have rashes all over my body.／No.

全身に湿疹が出ています。／いいえ。

Ok Jack, do you have an EpiPen®? 👉3

ジャックさん、エピペン®を持っていますか？

Yes, I normally use an EpiPen® when this happened.／No.

はい、アレルギー症状が出たとはいつも使います。／いいえ。

Ok, we will assist you with an EpiPen®.

私たちがエピペン®を使って状況を改善したいと思います。

Ok.

わかりました。

Do you feel better now?

良くなりましたか？

Yes. Thank you.

はい、ありがとうございます。   p84

👉Point3

アドレナリン（adrenaline）は米国ではエピネフリン（epinephrine）と呼ばれることが多い

症候別の対応
けいれん

 What kind of seizure was it?
どのようなけいれんでしたか？

 (It was) **full body shake／tonic clonic**.
全身がゆれている感じ／強直間代発作でした。

 How long did it last?
どのくらい継続しましたか？

 About 30 seconds. 〈p34 時間の表現参照〉
30秒ぐらいです。

 Does he have a history of seizure or an epilepsy before?
今まで、けいれんやてんかんが起きたことはありますか？

 Yes.／No.
はい。／いいえ。

 Did you forget to take your medicine?
薬を飲み忘れていませんか？

 Yes.／No.
はい。／いいえ。

Did he say anything before this happened?
発作が起きたとき、何か声を出していましたか？

He said he wasn't feeling good ¦ well.／No.
気分が悪いと言っていました。／いいえ。

Did he hit his head?
倒れたときに頭をぶつけたりしていますか？

No.／Yes.
いいえ。／はい。

Was he complaining of a headache?
コンプレイニン　　　　　　　ヘディック
頭痛を訴えていませんでしたか？

Yes (, he was).／No (, he wasn't).
はい。／いいえ。

Has this happened before?
以前にもけいれんを起こしたことはありますか？

Yes.／No.
はい。／いいえ。　　　　　　　　　　　　　　p84

👉 Point
どのようなけいれんだったかの確認が重要。強直間代発作＝"full body shake"または"full tonic clonic"と覚えておくこと

症候別の対応

発熱

/p12

When did it start?
いつから熱がありますか？

Last night. 〈p34 時間の表現参照〉
昨夜です。

Any recent sickness/illness?
最近具合が悪いことがありましたか？

No./Yes, I've had a sore throat.
いいえ。／はい、喉に痛みがありました。

Are you getting enough rest?
睡眠はきちんととれていますか？

No, I haven't slept because of jet lag./Yes.
時差で眠れていません。／はい。

Point

旅行者で発熱している場合はエボラ出血熱などの感染症の可能性も否定できないので、来日前の渡航歴などを聞くことが重要："Where have you traveled recently?（最近どこに旅行をしましたか？）" "Have you traveled to Africa recently?（最近アフリカに旅行しましたか？）"

72

Ok, anybody in your party sick?

お連れの方のなかに具合が悪い方はいますか？

Yes, my son has the flu./No.

はい、息子がインフルエンザにかかっています。／いいえ。

Ok. Anything else bothering you?

発熱以外にどこか具合の悪いところはありますか？

No, just a fever and body aches./Yes, I don't have any appetite.

ただ熱があって体の節々が痛いです。／はい、食欲がありません。

Ok, we will check your temperature.

体温を計ります。

Ok.

はい

You have a high fever. Let's go to the hospital. ⟨p29 温度の単位参照⟩

高い熱があるので、病院に行きましょう。 p84

症候別の対応
熱中症

/p12

What were you doing?
今までどのような作業をしていましたか？

I was working out ¦ doing yard work.／I was reading books.
運動 ¦ 庭仕事をしていました。／本を読んでいました。

Did you have the AC (air conditioner) on?
冷房を入れていましたか？

Yes.／No.
はい。／いいえ。

What's bothering you now?
今、つらいことは何ですか？

My head is pounding and my body is hot.
頭がガンガンして、体が熱いです。

Any numbness in your hands and feet?
手足のしびれはありますか？

Yes.／No.
はい。／いいえ。

Are you hydrating yourself?
（ハイジョレイディン）
水分は十分取れていましたか？

Yes.／No.
はい。／いいえ。

How much water are you drinking?
（ウォータ）
飲み物はどのくらいの量を飲んでいますか？

About a gallon ☞ ¦ 4 liters a day.
（ガロン）　　　　（リラーズ）
1 日でだいたい 4 L 程度です。　　　　　　　　　　p84

Point

米国では、gallon（ガロン）という単位が用いられる（1 gallon≒3.8 L、half gallon≒1.9 L、quarter gallon≒950 mL）

Tips　米国の EMS プロバイダー

米国の救急医療サービス（emergency medical services；EMS）に従事する、日本の救急隊員に相当する米国の EMT（emergency medical technicians）の資格には大きく分けて、EMT-Basic（EMT-B）、EMT-Advanced（EMT-A）、EMT-Paramedic（EMT-P）の 3 種類のレベルがある。

　まず一つ目の EMT-B は、日本の救急救命士の特定行為からライン確保と気管挿管を取ったレベルである。最初はこのレベルから始まる。次のレベルの EMT-A は日本の救急救命士のレベルに一番近い。3 つ目の EMT-P は俗にいう「Paramedic」であり、骨髄穿刺、胸腔穿刺、薬剤投与（カリフォルニア州ではおよそ 30 種類）などのさまざまな特定行為が認められている

症候別の対応
妊婦

/p12

How far along are you?
妊娠何週目ですか？

I'm 20 weeks.
20週目です。

Everything is good so far?
何も問題はないですか？

Yes, I went to the doctor before I came to Japan. / I have a bloated stomach.
(ブロウテッドゥ スタマック)
はい、来日前も病院に行ってきました。/ お腹の張りがあります。

Any pregnancies in the past?
(プレグナンスィー)
妊娠経験はありますか？

This is my 3rd (third). 〈p35 カウントの表現参照〉
はい、3回目です。

Any problems with the last 2 (two)?
過去2回のときは何か問題がありましたか？

No. / Just bad morning sickness.
(スィックネス)
いいえ。/ はい、つわりがひどかったです。

Were they¦Was he or she full term? 🗨
満期児でしたか？

Yes./No, my daugter was born one month early.
はい。／娘は予定より1カ月早く産まれました。

Any spotting or blood in urine?
スパッティング　ブラッ　ユリィン
おりものや血尿はありますか？

Little bit of spotting but nothing unsual./No.
スパッティング　アンユージョオ
少しおりものがありますが、ふだんどおりです。／いいえ。

Any abdominal pain?
アブドミノー　ペイン
腹痛はありますか？

No./Yes.
いいえ。／はい。

Do you feel your baby moving?
胎動はありますか？

Yes, as usual./I feel less movement today.
ユージュア
はい、いつもどおりあります。／今日はあまり胎動を感じません。 p84

🗨 **Point**
低出生体重児 = premie, premature baby
　　　　　　　　プリミー　プリメチュアー

症候別の対応
外傷（スキー場）

p12

How fast were you going?
どのくらいのスピードで滑っていましたか？

I don't know but pretty fast.／About 25 mi/h¦40 km/h I think.〈p45 単位の解説参照〉
わかりませんが、かなり速かったと思います。／時速40kmくらいだと思います。

Did you pass out?
意識をなくしましたか？

No, I remember everything.／Yes, I was out for a few seconds.〈p34 時間の表現参照〉
いいえ、すべて覚えています。／はい、数秒間気を失っていました。

Does your neck or back hurt?(ハートゥ)
首や背中に痛みがありますか？

Yes, my neck¦back hurts.(ハーツ)／No.
はい、首¦背中が痛みます。／いいえ。

Point 1
頸椎カラーやバックボードは、傷病者にとって心地の悪さをもたらすため、"It will be uncomfortable but it's to protect you.(不快に感じるかもしれませんが、保護するために行います。)" と声をかけるとよい

Ok George, I'm going put a neck collar on you, ok? 🔖1

それではジョージさん、首に頸椎カラーを巻きます。

Ok.

はい

Can you squeeze my fingers? Squeeze, squeeze, squeeze. 🔖2
（スクウィーズ）

私の指を思いっきり握ってください。もっと強く握ってください。

Can you wiggle your toes?
（ウィゴー）

足先を動かしてください。

Any numbness in your hands or feet?
（ナムネス）

手足のしびれはありますか？

No. ／Yes, my right ¦ left leg is numb.
（ナム）

ありません。／右足 ¦ 左足がしびれます。

We will put you on the backboard, ok?

バックボードに乗せてもよろしいですか？

Ok.

わかりました。　　　　　p84

🔖Point2
ギュッと握ってもらえるまで "squeeze, squeeze, squeeze" と言いつづけること

溺水・減圧障害

症候別の対応

What happened?
どうされましたか？

I was swimming and almost drowned．／I accidentally swallowed water during the dive and rushed to the surface．
泳いでいたら、溺れかけました。／ダイビング中に誤って水を飲み込んだので、慌てて浮上しました。

Any idea what caused it?
溺れそうになった理由に心当たりはありますか？

My leg cramped up．
足がつってしまいました。

How long were you in distress?
どのくらいの間、溺れていましたか？

Lifeguard said about 1 minute．〈p34時間の表現参照〉
ライフセーバーは1分程度と言っていました。

Ok, are you having diffculty breathing?
ブリーディン
呼吸は苦しいですか？

No.／Yes, I can't catch my breath.
ブレス
いいえ。／はい、息切れしています。

Anything bothering you?
バーダリン
他に何か気になることがありますか？

No.／Yes, I scratched my leg.
スクラッチトゥ
いいえ。／はい、足にひっかき傷をつくりました。

What's your name?
お名前は？

Uh…….
えーっと。

Ok sir, anything hurting you?
サー　　　　　　　　　　ハーティン
痛むところはありますか？

Cough, cough. I have ringing in the ears.／No.
カフ　　　カフ　　　　　　　　　　リンギング
イアーズ
ゴホゴホ。耳鳴りがします。／いいえ。　　p84

症候別の対応
刺傷（クラゲ） p13

What happened, Chloe?
クロエさん、どうされましたか？

I got stung(スタン) by jelly fish.
クラゲに刺されました。

Can you show me where?
刺されたところを見せてもらえますか？

Yes, it's right here.【points his left lower leg】
はい、ここです。【左足を指さす】

Ok, any numbness(ナムネス) right now?
今しびれていますか？

Yes, a little bit.／No.
はい、少ししびれています。／いいえ。

Are you allergic to(アレジック) anything?
アレルギーがありますか？

Yes.／No.
はい。／いいえ。 p84

Point
その他の表現："I got bit(ビット) by a bug｜dog｜spider.(虫｜犬｜蜘蛛に刺され｜噛まれ｜咬まれました。)"

症候別の対応
熱傷

p13

How did you get burned?
バーントゥ
どのような経過でやけどをしましたか？

I spilled hot water.／I touch the gas stove.／
スピルドゥ
ストーヴ
I was cooking and the pan caught on fire.
お湯をこぼしました。／ガスコンロを触りました。／
料理中にフライパンが燃えました。

I'm going to listen to your lung sounds.
聴診します。

Can I see inside of your mouth?
口の中を見せてください。

Yes.／No.
はい。／いいえ。

Did you do anything to it?
応急処置はしましたか？

Yes, I put it under cold water╱put ice on it.／No.
冷たい水╱氷で冷やしました。／していません。

p84

搬送

/p21

We are going to get you onto the stretcher．We will lift you up．
ストレッチャー
ストレッチャーに乗せます。持ち上げます。

I'm contacting the closest hospital．
クローセストゥ
近い病院から受け入れの可否を確認していきます。

Have you ever been to Kenko hospital?
エヴァー
健康病院の受診歴はありますか？

Yes．／No．
はい。／いいえ。

We are **transporting** her **to** Kenko hospital by ambulance¦helicopter．
トランスポーティング
これから救急車¦ヘリコプターで健康病院へ搬送します。

We will be there in 20 minutes．〈p34時間の表現参照〉

およそ 20 分で到着予定です。

Point 1
米国では、救急隊が現場で病院を選定することはない

How much does it cost?

搬送に費用はどのくらいかかりますか？

Ambulance ride is free in Japan 🔗2.
アンビュランス

日本では救急車の利用は無料です。

Do you have an insurance?

保険に入っていますか？

No. Can I pay with cash or credit?／Yes.

いいえ。現金かクレジットカードで支払えますか？／はい。

Yes.

はい。

You can ride in the back with her.／Please go to the hospital on your own if necessary.
ライド　　　　　　　　　　　　　　　　　　　　　　　　　　　ネセサリー

患者室に一緒に乗車していただきます。／他の方は、必要があれば病院へ直接行ってください。

Ok.

わかりました。

Can you bring her belongings and passport or ID?

荷物とパスポートや身分証をもってきてください。　p86

🔗 Point2

多くの国では救急車の利用は有料であるため、搬送費用について聞かれる可能性が高い

医療機関到着

/p85

Any changes en route / on the way here?
搬送中に変わったことがありましたか？

I feel worse / better. / No.
少し良く／悪くなりました。／ありません。

Can you move over / yourself to the bed?
ベッドに移れますか？

No. / Yes.
いいえ。／はい。

We will move you to the bed. Give yourself a big hug and don't move.
それでは、ベッドに移します。両手で体を抱きかかえて、じっとしてください。

Ok, thank you.
ありがとうございます。

We are here now, **please remove your seat belts?**
病院に到着しました。シートベルトを外してください。

My partner will open the door, **please watch your step**.
ウォッチ ユア ステップ

後部のドアは救急隊が開けますので、触らないでください。足元に気をつけてください。

Please don't forget her belongings.
ビロンギングス

患者さんの荷物や履物をお忘れなく。

We will **register** you.
レジスター

受け付けは私たちで行いますので安心してください。

Ok.

はい。

The doctor is with her right now, **please take care**, sir.
プリーズ ティク ケア サー

現在医師の診察が行われています。お大事にしてください。

Ok.

はい。

Point
敬称の表現：男性に対しては sir、女性に対しては ma'am、男の子に対しては buddy、女の子に対しては sweerheart と呼びかけるとよい

Chapter 2

救助編

火災・爆発

Fire?
火事ですか？

Yes, we are working on it ¦ it has been knocked down.／We are checking right now.
はい、消火作業中です ¦ 鎮火しました。／確認中です。

We escaped from the fire.
避難してきました。

Where did you escape from?
どこから避難してきましたか？

We escaped from a bar on the 4th floor.
4階のバーから避難してきました。

Tell me about inside.
中の様子を教えてください。

A fire broke out at the kitchen.
厨房で火の手が上がりました。

Anyone left behind?
逃げ遅れた人はいますか？

Maybe……. 2-3 people might still be on the 4th floor.
たぶん……。4 階に 2〜3 名残っているかもしれません。

Do you know them?
あなたの知り合いですか？

No.
違います。

Are you injured or feeling sick?
けがや気分不良はありませんか？

No, I'm fine.／Yes, I sprained my ankle.
大丈夫です。／足首をひねりました。

Did you inhale any smoke?
煙を吸い込みましたか？

I might have.
吸ったかもしれません。

Ok, I'm going to have EMTs take a look at you.
救急隊に引き継ぎます。

Somebody help!!
誰か助けて！

Fire department. Is anybody here?
消防隊です。誰かいますか？

Let me out of here!
ここから出してください！

Call out!
大声で叫んでください。

I'm here!
ここにいます！

I'm here to help you, don't worry!
もう大丈夫ですよ。

Is anyone else here?
他に誰かいますか？

Yes, I got separated from my friends./ No.
友だちと一緒でしたが、はぐれました。／いいえ。

You haven't seen them?! Oh, no.
友だちを見かけていませんか?!　どうしよう?!

Stay calm, ok? How many people were you with?
落ち着いてください。何人でいましたか？

Two.
2人です。

Two including yourself?
あなたを含めて2人ですか？

No, two more people.／Yes.
違います、あと2人です。／そうです。

Ok, we will look for your friends.
わかりました。あなたの友人のことはわれわれが確認します。

Please follow me to safe area.
安全な場所へ移動するのでついてきてください。

Please keep your head down.
頭を低くしていてください。

水難事故・台風

Typhoon(タイフーン) is coming your way, **please stay(ステー) away from the beach¦river**. Please go to the higher ground. 📖1

台風が近づいています。海¦川に近づかないでください。高台に避難してください。

Help me!
助けて！

We're here to help you, please stay(ステー) calm(カム).

今助けます、落ち着いてください。

How many people are you with?
全員で何名ですか？

My parents and I! 📖2
両親と自分です！

📖Point 1

災害（disaster）に関する用語：wind and flood＝高潮・洪水、snow＝豪雪、mudslide(マッスライド)＝土砂災害、typhoon＝台風、earthquake＝地震、tsunami＝津波、volcanic eruptions(ヴォルケニック イラプションズ)＝火山の噴火

94

Ok. Where is your mother?
お母さんはどこですか？

I don't know! She might be swept away in that river!
わかりません！そこの川に流されたかもしれません。

I will check with other rescuers.
他のチームに確認します。

I'm going to get you guys out of here, ok?
その間にお２人を救出します。

Ok! Hurry!
急いで！

I'm going to get you guys on the boat one by one ok?
１人ずつボートに乗せます。

Ok. Let my dad go first!
はい。父を先に行かせて！

Point 2

"Who were you with?（誰と一緒でしたか？）"と尋ねたときの返答は、my family（家族）、my dad（父）、my mom（母）、my son（息子）、my daughter（娘）、my cousin（いとこ）などのなじみのあるものから、my co-worker（同僚）、my business partner（取引先）、my customer（顧客）などのなじみのないものまで想定される。複数名の場合は、複数形となる

Ok, sir can you carefully come over here?／Please follow our direction!
わかりました。お父さんゆっくりこちらに来てください／われわれの指示にしたがってください。

OK.
はい

Ma'am, once he gets on the boat, follow him ok? 〈p87 敬称の表現参照〉
お父さんがボートに乗ったら、その後に続いてください。

Ok. Did you find my mom?
わかりました。母はみつかりましたか？

Is your mother Jennifer?
お母さんのお名前はジェニファーさんですか？

Yes!／No.
そうです！／違います。

She has been rescued by other team, don't worry she is safe.
安心して下さい、お母さんは他のチームに救助され無事です。

Please go to evacuation center. You can get the latest info there.
避難所へ行ってください。最新情報を得られます。

Evacuation center is Mirai elementary¦junior high¦high school.
この地域の避難所は、未来小学¦中学¦高校です。

Thank you!
ありがとうございます！

交通事故

It hurts, help!
痛い！助けてください！

I'm Miki from fire department. Are you ok, sir?
救助隊の三木です。大丈夫ですか？
What's hurting you?
どこが痛みますか？

My legs are stuck and can't move!
両膝が挟まって動けません。

Ok, can you wiggle your toes?
足先は動かせますか？

I'm not sure……. Get me out of here.
よくわかりません。早くここから出してください。

Point 1
傷病者を持ち上げる際は、傷病者も状況を理解できるように英語で"On my : his : her count, 1, 2, 3.（頭部保持者の合図で移動します。1、2、3。）"と声出しするとよい

Please stay calm. You will be fine.
落ち着いてください。大丈夫ですよ。

You will hear loud noise but don't worry ok?
これから行う救出作業には大きな音が伴いますが、安心してください。

It will take about 10 minutes but I will get you out of here.〈p34 時間の表現参照〉
救出作業は約 10 分間かかりますが、必ず救出します。

I'm hurt and scared!
痛い！怖いです。

Almost done.
まもなく救出が完了します。

We will lift you up. 👉1
あなたの体を抱えます。

We will immobilize you on the back-board. 👉2
バックボードにベルトで固定します。

 Point2

止血帯を巻く場合："I'm going to apply tourniquet. It will hurt but it will help you.(止血帯を巻きます。痛みが生じますが、我慢してください。)"

多数傷病者事故（MCI）

Help!!
助けて！

I'm EMTs from fire department.
救急隊です。

Anybody who can get up and walk, please do so now!
立ち上がって歩ける方は、歩いて出てください！

Exit is over here.
出口はこちらです。

Can you guys 👉 help them walk to the green tarp?
歩いている方に緑のエリアまで手を貸してあげてください。

Is anybody else here?
他に誰かいますか？

I can't find my girlfriend!
彼女がいません！

👉 Point
複数人に声をかけるときは、you guys という表現を使うとよい

Sir, she might be already rescued, please stay calm.〈p87 敬称の表現参照〉

落ち着いて下さい。すでに救助されている可能性があります。

I have to look for her!　You are not helping!

探さないと！　何にもしてくれないじゃないか！

Sir, we are doing our best. I need you to stay calm.

落ち着いてください。現在、救出作業中です。

Find her please!

彼女を見つけてください！

Ok, we will let you know as soon as we locate her.

彼女の所在が判明次第、お伝えします。

Please stay away from this area for your safety.

ここは危険です。いったんこの場から離れてください。

Please stay back.

下がってください。

Please keep out.
この中に入らないでください。

A fire might occur.
発火する可能性があります。

An explosion might occur.
爆発する可能性があります。

This building might collapse. (コラプス)
この建物は崩壊する可能性があります。

Contaminants might be leaking. (コンタミナンツ / リーキン)
汚染物質が漏れている可能性があります。

We are investigating right now.
現在調査中です。

Do not run! Please walk.
走らずゆっくり歩いてください。

Please don't push.
押さないでください。

Please stay quiet! (ステー)
静かにしてください！

Please move out of the way.
道を空けてください。

Excuse me.
失礼します。

EMTs ¦ Strecher coming through.
救急隊 ¦ ストレッチャーが通ります。

If you are injured, come over here please!
負傷された方は、こちらまでお願いします。

We will triage you here.
ここでトリアージを行います。

Please take the blanket.
毛布をどうぞ。

Tips

多数傷病者事故 (mass casualty incident；MCI) 発生時の関連用語：First Aid＝仮救護所、Command Post＝現場指揮本部、Medical Command Post＝医療現場指揮本部、Ambulance Command Post＝救急指揮現場、Triage Area＝トリアージポスト、Decon/Decontamination Tent＝除染テント、Fire＝消防隊、Rescue＝レスキュー隊、Riot Squad＝機動隊、Medical Care Bureau＝医療局、City Hall＝市役所

Chapter 3

症候編

さまざまな症候

fever （発熱）

I have a fever. 熱があります。

---

high blood pressure （高血圧）

I have a history of high blood pressure/hypertension. 高血圧です。

---

hyperglycemia/hypoglycemia

（高血糖／低血糖）

He/She is diabetic and his/her sugar is high/low. 糖尿病で血糖値が高い/低いです。

---

cardiac arrest （心停止）／respiratory arrest/not breathing （呼吸停止）

He/She is not breathing and I can't feel his/her pulse! 息をしていないし、脈もありません！

His/Her heart is not moving! 心臓が動いていません！

He/She is dead! 死んでいます！

chest pain （胸痛）

He¦She is having chest pain. 胸が痛みます。
He¦She was complaining of chest pain. 胸の痛みを訴えていました。

swelling¦edema （浮腫）

I have swelling of the ankle¦arm. 足首¦腕が腫れています。

fatigue （倦怠感）

I'm feeling fatigue. 倦怠感があります。

syncope¦syncopal episode¦faint （失神）

He¦She fainted. 気を失いました。

dizzy¦dizziness （めまい）

I feel dizzy. めまいがします。
He¦She said he¦she was dizzy before he¦she passed out. 倒れる前にめまいがすると言っていました。

palpitation （動悸・不整脈）
パルピィテーション

He¦She mentioned palpitation before he¦she
パルピィテーション
collapsed. 倒れる前に動悸がすると言っていました。
コラプストュ

ear pain （耳痛）
イアー　ペイン　じつう

I have ear pain. 耳が痛みます。
イアー　ペイン

discharge from ear （耳だれ）
ディスチャージ　イアー

I have discharge from ear. 耳だれがあります。
ディスチャージ　イアー

ear injury¦ear pain （耳の外傷）
イアー インジュリー イアー　ペイン

I'm bleeding from ear. 耳から出血しています。
ブリーディン　イアー

hard of hearing¦deaf （聴力傷害）
デェフ

I can't hear all of a sudden. 急に聞こえなくなりました。

I'm having a hard time hearing. 聞こえにくいです。
ヒアリン

ringing in ear （耳鳴り）

I have a ringing in my ear. 耳鳴りがします。

---

difficulty breathing｜shortness of breath｜apnea｜apneic｜can't catch breath （呼吸困難）

He｜She is having a hard time breathing. 呼吸がうまくできません。

He｜She can't breathe.／He｜She is short of breath. 息が切れます。

---

wheezing｜stridor｜roaring （喘鳴）

He｜She is wheezing. ぜーぜー言っています。

---

hyperventilation （過換気）

He｜She can't catch his｜her breath. 過呼吸状態です。

---

spitting blood （喀血）

He｜She is spitting blood. 血を吐き出して（喀血して）います。

109

difficulty in swallowing （嚥下困難）

I'm having a hard time swallowing. うまく飲み込めません。

I can't swallow well. 喉がつっかえます。

airway｜throat （気道） esophagus｜throat （食道）

He｜She has something stuck in his｜her throat.／He｜She is choking on something. 喉に何かが詰まりました。

facial pain｜facial injury （顔面痛）

I'm having facial pain. 顔面が痛みます。

swelling of the cervical lymph node （頸部腫脹・頸部痛）

I have swelling of lymph node. 首（リンパ節）が腫れています。

sore throat （咽頭痛）

I have a sore throat. 喉が痛みます。

upper respiratory tract infection （上気道感染症状）

I have a respiratory infection. 上気道感染症状がみられます。

nose bleed¦epistaxis （鼻出血）

I have nose bleed. 鼻血が出ています。

stuffy nose¦sinus （咳嗽・鼻閉）

I have a stuffy nose. 鼻詰まりがあります。
I have sinusitis. 蓄膿症です。

double vision¦stigmatism （複視）

I'm having double vision. 二重にかすんで見えます。
I can't see right. よく見えません。

blood shot eyes（充血）

I have blood shot eyes. 目が充血しています。

vision impairment¦blindness（視力障害）

I'm having vision impairment. 視力障害があります。

I'm suddenly blind. 急に目が見えなくなりました。

abdominal pain（腹痛）

I have a stomachache. お腹が痛みます。

abdominal tumor¦abdominal distention（腹部腫瘤・膨隆）

His¦Her stomach is distended¦not normal. 腹部腫瘤がみられます。

Something is bulging out of his¦her stomach. お腹が異様に膨れています。

He¦She has abdominal tumor. お腹に腫瘍があります。

loss of appetite （食思不振）

He¦She is not eating at all. まったく食事を取っていません。
He¦She says he¦she has no appetite.／He¦She doesn't want to eat. 食欲がありません。

blood in stools¦GI bleed （血便・下血）

I'm having bloody stools. 血便があります。
I have rectal bleeding. お尻から出血しています。

constipation （便秘）

I haven't had bowel movement¦I'm constipated. 便秘です。

diarrhea （下痢）

I have diarrhea. 下痢です。

hiccups （しゃっくり）

He¦She can't stop his¦her hiccups. しゃっくりが止まりません。

jaundice （黄疸）

He¦She looks very yellow. 肌がものすごく黄色です。
He¦She is jaundice. 黄疸が出ています。

nausea¦nauseous¦vomit （嘔気・嘔吐）

He¦She threw up. 嘔吐しました。
He¦She is nauseated. 吐き気がします。

vomit blood¦blood is vomit¦blood in emesis （吐血）

He¦She threw up blood. 血を吐きました。
I coughed up blood. 咳をすると血が出てきます。
There was blood in my vomit. 嘔吐物に血が混じっていました。

abdominal pain （側腹部痛）

I have pain on side of my stomach. お腹の横が痛みます。

blood in urine （血尿）

There was blood in my urine. 尿に血が混じっていました。

lack of urine （乏尿）

He｜She is not urinating as much. 尿の量が少ないです。

unable to urinate （尿閉）

I can't urinate. 尿が出ません。

genital lesions （性器病変）

I have pain in genital area. 性器が痛みます。

menstrual problem｜period （月経異常）

Her period is late. 生理が遅れています／生理不順です。

She is spotting. 微量な出血があります。

sexual abuse （性的暴行）

She has been sexually abused¦raped. 性的暴行にあ
いました。
She was sexually attacked. 痴漢にあいました。

vaginal bleed （性器出血）

She is having vaginal bleed. 性器から出血しています。

discharge （帯下）

She has unusual discharge. いつもと違う帯下（おりもの）
があります。

pregnancy （妊娠関連）

She is having vaginal bleeding and she is 12
weeks pregnant. 妊娠 12 週目で、性器から出血しています。
She is pregnant with her first child. 第1子の妊娠です。
She is spotting and she is 15 weeks pregnant.
妊娠 15 週目で少し出血しています。

altered mental status¦not normal （意識障害）

He¦She is not acting nomal¦usually like this.／
He¦She is acting abnormal¦different. いつもと様子が違います。／混乱しているみたいです。

seizure （けいれん）

He¦She is having seizure. けいれんを起こしています。
He¦She has a history of seizure.／He¦She had seizures in the past. 以前にけいれんを起こしたことがあります。

anxious¦antsy （不穏状態）

He¦She is very anxious. ずっとそわそわしています。
He¦She is very antsy. 落ち着きがありません。

unsteady gait¦unable to walk¦unbalanced （歩行障害）

He¦She can't keep his¦her balance. バランスが取れません。
He¦She has a hard time walking. うまく歩けません。

headache （頭痛）

I have¦am having a headache. 頭が痛みます。

blurred vision¦abnormal sight
（知覚麻痺・異常）

I have blurred vision. 目が霞みます。

I'm having a hard time seeing. 目が見えにくいです。

mentally unstable （不安状態）

He¦She has been mentally unstable due to stress. ストレスで精神的に不安定です。

acting strange （奇異な行動）

He¦She is acting very strange¦acting like a crazy person. 奇妙な行動をしています。

Chapter 3

depression （抑うつ）

He¦She is very depressed. うつ状態です。

I have been very depressed.／I have depression.

最近うつ気味です。／うつ病です。

suicide¦suicide attempt¦suicidal

（自殺・自傷行為）

He¦She has suicidal thoughts. 自殺願望があります。

He¦She tried to kill him¦her self／hurt him¦her self／commit suicide. 自傷行為をしました。／自殺しようとしました。

hallucination （幻覚・妄想）

He¦She hears voice. 声が聞こえます。

He¦She is seeing things. 何か見えます。

He¦She is talking to him¦her self. 独りでぶつぶつ喋っています。

119

insomnia ¦ insomniac（不眠）

He ¦ She has been having trouble sleeping. 眠れません。

I'm insomniac.／I can't sleep. まったく寝ていません。

overdose（過量服薬）

He ¦ She overdosed on sleeping pill ¦ medication. 睡眠薬 ¦ 薬を過量服薬しました。

He ¦ She took too much sleeping pills. 睡眠薬を過量服薬しました。

accidental ingestion（誤飲）

He ¦ She accidentally took too much ¦ wrong medications. 誤って薬を大量に ¦ 間違えて飲んでしまいました。

allergy（アレルギー反応）

I'm allergic to pollen ¦ eggs and swelled up. 花粉 ¦ 卵アレルギーで腫れています。

cyanosis（チアノーゼ）

He¦She is very cyanotic.／He¦She looks blue¦ purple. 真っ青でチアノーゼの症状があります。

itch（掻痒症）

I have severe itch on my neck. 首がとても痒いです。

rash（皮疹）

I have rashes on my arms and chest¦all over my body. 腕と胸¦全身に湿疹があります。

foreign materials （異物）

I have something in my eyes｜ears. 目｜耳に何かが入りました。

Fish bone is stuck in my mouth. 魚の骨が口の中に刺さりました。

He has something stuck in his penis. 男性器に何かが絡まっています。

She has something stuck in her vagina. 女性器の中に何かが絡まっています。

back pain （腰背部痛）

I'm having back pain. 背中（腰）が痛みます。

extremity pain （四肢痛）

I have pain on my extremities.／He｜She is complaining of an extremity pain. 四肢が痛みます。

scratch ¦ abrasion （擦過傷）

I scratched my arm with sandpaper. 紙で手を擦ってしまいました。

I have abrasion on my arm. 手を擦りました。

fractured bone （骨折）

His ¦ her ribs ¦ femur ¦ clavicle are ¦ is broken. 肋骨 ¦ 大腿骨 ¦ 鎖骨が折れています。

amputation （切断）

I amputated ¦ accidently cut off my fingers. 指を切断してしまいました。

bite （咬傷）

I got bit by a bug ¦ spider ¦ dog. 虫 ¦ 蜘蛛 ¦ 犬に刺されました。

burn （熱傷）

I got burned by hot water. お湯で火傷をしました。

I got sun burned. 日焼けしました。

electric burn（電撃傷）

He¦She touched outlet socket. 壁のコンセントに触って感電しました。

He¦She got electrocuted. 感電しました。

frostbite¦cryopathy（凍傷・寒冷障害）

I have frostbites on my fingers¦toes. 手¦足の指先に凍傷がみられます。

hypothermia（低体温）

He¦She was outside and his¦her body is really cold. 外にずっといたので体温が低下しています。

drowning（溺水）

He¦She fell in water¦pool and he¦she drowned. 水¦プールの中に落ちて、溺れました。

heat stroke¦hyperthermia（熱中症）
ハァイパァターミィア

We were hiking and he¦she collapsed. ハイキング中に急に倒れました。
コラプストゥ

He¦She was walking and he¦she fainted. 歩いていて気絶しました。
フェイントゥ

My body is really hot. 体がすごく熱いです。

substance inhalation（有害物吸入）
インハァレエィション

He¦She inhaled the gas. 有害物を吸い込んでしまいました。
インヘェィルド

chemical exposure（化学物質曝露）
ケミコー　　　　　エクスポージャー

Chemical got on my hand. 化学物質が手にかかりました。
ケミコー

I spilled chemical on me. 化学物質をこぼしてしまいました。
スピィルド　　ケミコー

abuse（虐待）
アビューズ

Somebody is abusing him¦her.／He¦She has been abused by someone. 虐待されています。
アビューズィング　　　　　　　　　　　　　　　　　　　　　　　　　　　アビューズドゥ

125

手術歴 （Surgeries）

Knee replacement （膝関節置換術）

Hip replacement （股関節置換）

Amputation （切断）

Gastric bypass （胃バイパス）

Kidney removal （腎臓除去）

Cardiac （心疾患）

Stent （ステント）

Pacemaker （ペースメーカー）

Defibrillator （植え込み型除細動器）

Coronary bypass surgery（冠動脈バイパス手術）

Aortic valve surgery（大動脈弁手術）

Heart transplant（心臓移植）

Transplant（移植）

| JCOPY | 〈(社)出版者著作権管理機構 委託出版物〉 |

本書の無断複写は著作権法上での例外を除き禁じられています。
複写される場合は、そのつど事前に、下記の許諾を得てください。
(社)出版者著作権管理機構
TEL. 03-5244-5088　FAX. 03-5244-5089　e-mail：info@jcopy.or.jp

現場で使える
プレホスピタル実践英会話ポケットブック

定価（本体価格 1,800 円＋税）

2018 年 6 月 6 日　第 1 版第 1 刷発行
2020 年 2 月 2 日　第 2 版第 1 刷発行

監　修　坂本　哲也
著　者　藤原　ウェイン　翔
発行者　佐藤　枢
発行所　株式会社　へるす出版
　　　　〒164-0001　東京都中野区中野2-2-3
　　　　電話 (03) 3384-8035 (販売)　(03) 3384-8155 (編集)
　　　　振替 00180-7-175971
　　　　https://www.herusu-shuppan.co.jp
印刷所　三報社印刷株式会社

© 2020, Printed in Japan　　　　　　　　　　　〈検印省略〉
落丁本、乱丁本はお取り替えいたします。
ISBN 978-4-89269-994-8